# BEI GRIN MACHT SICH IHR WISSEN BEZAHLT

AF135870

- Wir veröffentlichen Ihre Hausarbeit,
  Bachelor- und Masterarbeit

- Ihr eigenes eBook und Buch -
  weltweit in allen wichtigen Shops

- Verdienen Sie an jedem Verkauf

Jetzt bei www.GRIN.com hochladen
und kostenlos publizieren

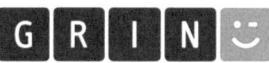

# Das duale Krankenversicherungssystem

## Zukunft der gesetzlichen und privaten Krankenversicherung

Cäcilia Mickel

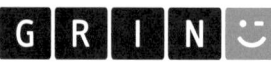

**Bibliografische Information der Deutschen Nationalbibliothek:**

Die Deutsche Nationalbibliothek verzeichnet diese Publikation in der Deutschen Nationalbibliografie; detaillierte bibliografische Daten sind im Internet über http://dnb.d-nb.de abrufbar.

ISBN: 9783346631169
Dieses Buch ist auch als E-Book erhältlich.

Druck und Bindung: Books on Demand GmbH, Norderstedt Germany
Gedruckt auf säurefreiem Papier aus verantwortungsvollen Quellen

Das vorliegende Werk wurde sorgfältig erarbeitet. Dennoch übernehmen Autoren und Verlag für die Richtigkeit von Angaben, Hinweisen, Links und Ratschlägen sowie eventuelle Druckfehler keine Haftung.

Das Buch bei GRIN: https://www.grin.com/document/1192847

# Inhaltsverzeichnis

# 1 Einleitung

Europaweit ist Deutschland das einzige Land mit einem zweigliedrigen Kranken-vollversicherungssystem der gesetzlichen und privaten Krankenversicherung. Auf diese Dualität sind jedoch Probleme wie die fehlende Nachhaltigkeit oder einen unzureichenden Wettbewerb auf (Jacobs & Schulze, 2004). Das deutsche Gesundheitssystem zeichnet sich auch durch ein hohes Maß an Wahlfreiheit, Zugänglichkeit und Teilhabe am medizinischen Fortschritt aus und gilt als füh-rend in der Welt (Deutsches Ärzteblatt, 2012). Die gesetzliche Krankenversiche-rung steht vor großen Herausforderungen. Steigende Ausgaben und wenig Ein-nahmen belasten das duale Gesundheitssystem. Gemessen am Bruttoinlands-produkt ist der Anteil der Gesundheitsausgaben von 1970 bis 1998 um 70 Pro-zent gestiegen. Durch die Anhebung der Beitragssätze hat sich die finanzielle Entwicklung der gesetzlichen Krankenversicherung (GKV) nicht verändert (Grabka, 2004). Die Finanzierung der GKV wird politisch diskutiert, da diese in der Zukunft ungewiss ist (Drabinski, 2018). Eine langfristige Strategie zur Lösung der finanziellen Probleme des Gesundheitssystems ist noch nicht vorhanden (Bundesärztekammer, 2013).

Ziel dieser Hausarbeit ist die Beantwortung folgender Forschungsfragen: Welche Zukunft hat das duale Krankenversicherungssystem und ist die aktuelle Finan-zierung auch in der Zukunft tragbar? Sollte es eine Gesundheitsreform geben? Um die Frage zu beantworten, wurde eine literaturbasierte Untersuchung durch-geführt.

In Kapitel 2 werden die Finanzierung der gesetzlichen und privaten Krankenver-sicherung sowie die finanziellen Probleme erläutert. In Kapitel 3 werden die Vor- und Nachteile des dualen Krankenversicherungssystems und einer Reform ge-zeigt und es wird die Zukunft des dualen Systems und der Finanzierung einge-schätzt. In Kapitel 4 erfolgen eine Analyse der Ergebnisse und eine Diskussion. Die Arbeit endet mit einem Fazit.

# 2 Probleme bei der Finanzierung von gesetzlicher und privater Krankenversicherung

## 2.1 Finanzierung der gesetzlichen Krankenversicherung

Der Gesetzgeber erließ mit einer Reihe von Gesetzen die Kostendämpfung der Leistungen in der GKV – beispielsweise mit dem Krankenversicherungs-Kostendämpfungsgesetz aus dem Jahr 1977 oder dem SGB-V-Änderungsgesetz (Fünftes Sozialgesetzbuch) aus dem Jahr 2002 (Penske, 2006). Die Summe der Beiträge und Einnahmen entsprechen den Ausgaben der GKV. Für Gesundheitsleistungen besteht eine Zweckbindung der Beiträge. Die GKV wird über das Umlageverfahren finanziert. Das heißt, dass die Beiträge nicht gespart, sondern kalkuliert werden und somit für jede Periode ausreichen. Das Versicherungsprinzip hat sich durch den veränderten Leistungskatalog gewandelt. Finanziert wird die GKV von Beginn an von Beiträgen, die nach §§ 220 ff. SGB V von den einzelnen Krankenkassen erhoben werden. Diese setzen sich beispielsweise aus den Beiträgen der Pflichtversicherten und freiwillig Versicherten, Rentenversicherungsträger und den Arbeitgebenden zusammen. Die Beiträge der Arbeitnehmenden und Arbeitgebenden liegen aktuell jeweils bei 7,3 Prozent (GKV Spitzenverband, 2018). Die Beiträge der Mitglieder berechnen sich individuell nach ihrem Einkommen. Somit handeln die gesetzlichen Krankenkassen solidarisch. In der beitragsfreien Familienversicherung können Kinder mitversichert werden. Hier werden versicherungsfremde Leistungen pauschal an die GKV durch den Bundeszuschuss gezahlt und somit werden auch Leistungen für Kinder oder die Mutter- und Schwangerschaft getragen. Dieser Bundeszuschuss wird aus Steuergeldern finanziert und wurde zur Konsolidierung des Bundeshaushaltes auf 14,5 Mrd. Euro im Jahr 2017 durch das Haushaltsbegleitgesetz festgeschrieben (Bundesministerium für Gesundheit, 2019). Pro Monat schüttet der Gesundheitsfond eine Zuweisung an die Krankenkassen für Verwaltungs- und Leistungsausgaben aus. Einen Zusatzbeitrag können Krankenkassen von ihren Mitgliedern fordern, wenn diese mit den Zuweisungen aus dem Gesundheitsfond nicht auskommen. Der Gesundheitsfond fungiert so als Geldsammel- und Geldverteilungsstelle.

Durch die Beitragseinnahmen und den Bundeszuschuss überweist der Gesundheitsfond den gesetzlichen Krankenkassen einen festgelegten Anteil pro Monat. Dieser ist abhängig vom Alter, dem Geschlecht und der Risikostruktur der Versichertengemeinschaft. Krankenkassen mit einem höheren Anteil an älteren und kranken Versicherten bekommen mehr Finanzmittel als Krankenkassen mit gesunden und jüngeren Versicherten (GKV Spitzenverband, 2018). Nach Ansicht des Gesetzgebers kommen die Mittel aus dem Strukturfond allen Versicherten zugute. Die Mittel wurden einmalig in Höhe von 500 Mio. Euro aus der Liquiditätsreserve des Gesundheitsfonds und damit aus den GKV-Mitteln finanziert (Deutscher Bundestag, 2018b).

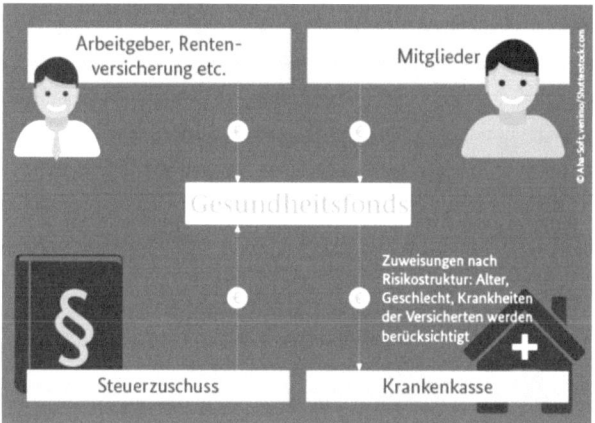

Abbildung 1: Finanzierung GKV (Bundesministerium für Gesundheit, 2016)

In Abbildung 1 ist die Struktur der Finanzierung der GKV durch die Mitglieder, Arbeitgebenden und den Steuerzuschuss dargestellt. Die Gelder gehen an den Gesundheitsfond, der die Zuweisung an die gesetzlichen Krankenkassen vornimmt.

## 2.2 Finanzierung der privaten Krankenversicherung

In Deutschland sind ca. 10 Prozent der Menschen privat versichert, beispielsweise Beamte oder Selbstständige (Hallwachs, 2014). Bei der privaten Krankenversicherung (PKV) gilt das Äquivalenzprinzip. Das heißt, die Versicherungsbeiträge werden individuell nach Risikofaktoren, Eintrittsalter oder Vorerkrankungen kalkuliert. Es besteht Vertragsfreiheit und Versicherungsunternehmen sind frei wählbar. Der Tarif, der Leistungsumfang und die Kosten hängen beispielsweise davon ab, ob die Vereinbarung von Selbstbehalten vom Antragstellenden gewünscht ist (Bundesministerium für Gesundheit, 2021).

Die PKV nimmt keine staatlichen Zuschüsse in Anspruch und finanziert sich durch die Beiträge der Versicherten, die gewinnbringend auf dem Kapitalmarkt angelegt und verzinst werden. Dadurch wird die medizinische Versorgung der Versicherten garantiert. Kinder müssen mitversichert werden, sodass zusätzlich Beiträge eingezahlt werden müssen (Hallwachs, 2014). Eine Ablehnung beispielsweise aufgrund von Vorerkrankungen oder des Alters ist möglich. Eine Ausnahme sind Versicherte, die Voraussetzungen für einen Basistarif erfüllen. Das sind Personen ohne Versicherungsschutz, die ehemals in der PKV versichert waren, oder beihilfeberechtigte Personen. Der sogenannte Standardtarif gilt beispielsweise für Versicherte im Ruhestand, unter Anrechnung der Altersrückstellung. In jüngeren Jahren zahlen privat Krankenversicherte durch das Kapitaldeckungsverfahren einen höheren Beitrag als Zuschlag für die Altersrückstellung, damit die steigenden Krankheitskosten im Alter ausgeglichen werden können. Die Altersrückstellungen kommen allen Versicherungsnehmern zugute. Das ist der einzige Teil der privaten Krankenkasse, der solidarisch ausgelegt ist (Bundesministerium für Gesundheit, 2021). Der Arbeitgebende bezuschusst die private Krankenversicherung des Mitarbeitenden mit maximal dem Höchstbeitrag der GKV (Hallwachs, 2014).

## 2.3 Finanzierungsprobleme bei der gesetzlichen Krankenversicherung

Die Zahl der gesetzlichen Krankenkassen hat sich seit Einführung des Gesundheitsfonds halbiert. Wegen der Insuffizienzeffekte des Gesundheitsfonds sind 50 Mrd. Euro im GKV-System gesunken. Die GKV weist eine strukturelle Einnahmeschwäche auf, da sie eine eingeschränkte Finanzierungsbasis hat. Die geburtenstarken Jahrgänge zwischen 1952 und 1972 ‚belasten' das Gesundheitssystem zusätzlich in seiner Finanzierung, da diese jetzt das Renteneintrittsalter erreichen. Erwerbstätige, die Mitglieder in der gesetzlichen Krankenversicherung sind, zahlen Beiträge zur Finanzierung der jetzigen Rentenbeziehenden. Im Jahr 2018 lebten 25,97 Mio. Personen aus den geburtenstarken Jahrgängen. Das entspricht 31,3 Prozent der Bevölkerung Deutschlands. Diese Versicherten werden mehr medizinische Versorgung benötigen, die durch die Beiträge der Erwerbstätigen finanziert werden muss. Der Geburtenrückgang erschwert die Finanzierung, da dadurch noch weniger Einnahmen zu erwarten sind (Drabinski, 2018).

Eine mangelnde Ausschöpfung der Effizienzreserven des Systems, die bei ca. 9,8 Mrd. Euro liegen, sind die Erklärung der Kostenexplosion im Gesundheitswesen (Baumann & Weidmann, 2003). Weitere Gründe für die Kostensteigerungen sind beispielsweise der medizinisch-technische Fortschritt und die sozialen Veränderungen. Die Ausgaben der PKV haben sich seit 1992 verdreifacht und die Ausgaben der GKV verdoppelt. Aufgrund der fehlenden Vertragsbeziehungen zu den Leistungserbringenden gelingt es der PKV nicht, Ausgaben gezielt zu steuern. Das führt zu einer Überversorgung der privat Versicherten. Ärzte gleichen die Einnahmedefizite der gesetzlich Versicherten mit den privaten Versicherten aus, was zu einer Etablierung einer ‚Zwei-Klassen-Medizin' führt (Krusenbaum, 2017).

# 3 Krankenversicherung der Zukunft

## 3.1 Vor- und Nachteile des jetzigen dualen Krankenversicherungssystems

Bis zum Jahr 2050 könnten mittel- bis langfristig die Beiträge von 25 bis zu 30 Prozent steigen (Deutscher Bundestag, 2018b). Die GKV hat mit der Einnahme und weniger mit den Ausgaben der Gesundheitsleistungen finanzielle Schwierigkeiten. Der Wettbewerb in der GKV ist durch die Einführung des Zusatzbeitrages stärker als in der PKV ausgeprägt. Das Solidaritätsprinzip aus dem SGB V steht in der Kritik, da die GKV und PKV in der Dualität zueinander bestehen und die Berücksichtigung dessen durch diese Trennung nicht eingehalten wird. Die PKV trägt zu einer effizienten Versorgung bei, da sie eine Quersubventionierung des ärztlichen Personals vornimmt, aufgrund der nicht kostendeckenden Versorgung der gesetzlich Versicherten. Privat Versicherte werden gegenüber gesetzlich Versicherten bevorteilt und erhalten beispielsweise schnellere Termine und Chefarztbehandlungen (Krusenbaum, 2017). Privat Versicherte ermöglichen mit dem überproportionalen Finanzierungbeitrag eine hochwertige medizinische Versorgung und eine gute Ausstattung der Krankenhäuser und der niedergelassenen Ärztinnen und Ärzte. Die PKV ermöglicht eine Übernahme des medizinischen Fortschritts in Deutschland für alle Patientinnen und Patienten. Zudem finanzieren PKV-Unternehmen und privat Versicherte als Steuerzahlende die staatlichen Zuschüsse zum GKV-System mit und stellen eine tragende Säule für das jetzige Krankenversicherungssystem dar, da die PKV auf Nachhaltigkeit setzt und Rücklagen bildet.

Die Demografiefestigkeit, die Vorreiterrolle bei der Umsetzung des medizinischen Fortschritts, die Garantie für Therapiefreiheit und eine freie nicht budgetierte Behandlung sind die Vorteile der PKV und für das jetzige duale Krankenversicherungssystem (Deutsches Ärzteblatt, 2012). Der Wettbewerb der GKV und PKV führt zu einem starken und gut ausgeprägten Leistungskatalog der GKV. Dem Gesundheitssystem fließen durch die jetzige private Krankenversicherung ca. 33 Mrd. Euro zu. Mit einem anderen Vergütungssystem und ohne die PKV würde es zu jährlichen Einbußen von ca. 12,6 Mrd. Euro und einer weitreichenden Schließung von Arztpraxen und einem Verlust von Arbeitsplätzen kommen. Wenn privat versicherte Patientinnen und Patienten fehlen würden, könnte in Personal und medizinische Ausstattung weniger investiert werden, da Arztpraxen ca. 52.500 Euro weniger Einnahmen hätten (Quente, o. J.).

## 3.2 Vor- und Nachteile einer Reform des Krankenversicherungssystems

Eine Einbeziehung aller Bürger in den Risikostrukturausgleich bedeutet mehr Verteilungsgerechtigkeit (Jacobs & Schulze, 2004). Für eine ‚Bürgerversicherung' wird das Argument des Abbaus der ‚Zwei-Klassen-Medizin' angeführt. Der Anreiz zur Besserbehandlung und Überversorgung von Privatpatienten würde entfallen. Der Solidaritätsgedanke im Sinne von Risiko- und Einkommenssolidarität würde gesamtgesellschaftlich stärker ausgerichtet sein. Eine Kritik an der Bürgerversicherung ist die Finanzierung, da diese zulasten der jüngeren Generation aufgrund des demografischen Wandels und des Umlageverfahrens gehen würde. Die privat Versicherten bauen eine Altersrückstellung auf, die bei einer Überführung in die Bürgerversicherung aufgrund von § 14 GG nicht möglich ist, weil diese Eigentumscharakter besitzt (Oberender et al., 2013). In einer Bürgerversicherung könnten die Beitragssätze um 1,8 bis 3,8 Prozentpunkte sinken. Durch ein Absenken des Beitrags würde sich der Leistungsumfang ausweiten, beispielsweise durch die Abschaffung von bestimmten Zuzahlungen. Es gibt jedoch verfassungsrechtliche Bedenken zum Grundrecht der Versicherten, der privaten Versicherungsunternehmen und der Gesetzgebungskompetenz. Umstritten ist auch die Einbeziehung von Beamten in die Bürgerversicherung, da dies ein Verstoß gegen die Grundsätze des Berufsbeamtentums wäre (Deutscher Bundestag, 2018a). Ein Vorteil einer Reform, beispielsweise einer Bürgerversicherung, wäre das gleiche Leistungsniveau für alle. Versorgungsunterschiede zwischen GKV und PKV würden entfallen. Privatpatientinnen und -Patienten leben hauptsächlich in Städten.

Für Ärztinnen und Ärzte lohnt es sich aufgrund der freien nicht budgetierten Behandlungen mehr, Praxen in Städten zu gründen. Durch eine einheitliche Honorarverteilung wäre der Anreiz für Ärztinnen und Ärzte höher, sich auf dem Land niederzulassen. In der GKV gibt es die Möglichkeit der Familienversicherung, sodass Kinder oder Ehepartner mitversichert werden können. In einer Bürgerversicherung würde diese Regelung für privat Versicherte mit Kindern bestehen bleiben.

Kritiker der Bürgerversicherung befürchten eine allgemeine Verschlechterung des Versorgungsniveaus. Erneut könnte es zu einer Zwei-Klassen-Medizin kommen und einer verstärken Inanspruchnahme von Zusatzversicherungen. Eine Studie der Bertelsmann Stiftung im Jahr 2020 hat ergeben, dass die gesetzliche Krankenversicherung jährlich 9 Mrd. Euro zusätzlich erzielen würde, wenn die Bürgerversicherung eingeführt werden würde und alle Bundesbürger einheitlich versichert wären (Claussen, 2011).

## 3.3 Zukunft des dualen Krankenversicherungssystems und dessen Finanzierung

Im deutschen Krankenversicherungssystem besteht ein unabweisbarer Reformbedarf. Gravierende juristische und ökonomische Probleme würde eine Reform aufweisen. Ein alternatives Konzept zur Finanzierung der GKV könnte die sogenannte Kopfpauschale sein. Die GKV könnte bestimmen, wie viel sie von den Mitgliedern verlangt. In diesem System würde jeder Beitragszahlende den gleichen Krankenkassenbeitrag entrichten. Geringverdienende könnten durch steuerfinanzierte staatliche Zuschüsse entlastet werden (Claussen, 2011).

Eine Reformoption von Knappe und Arnold ist die Versicherungspflicht für alle und die Trennung der GKV und PKV. Die Basis der Beitragsbemessungsgrenze soll erweitert werden. Das soll in einer Auszahlung und vollständigen Versteuerung des Arbeitgebendenanteils bei einer Erweiterung auf alle Einkommensarten gewährleistet sein. Eine Erhöhung der zusätzlichen Steuereinnahmen wird auf ca. 17 Mrd. Euro geschätzt. Das Modell von Zweifel und Breuer sieht im Rahmen eines Gutachtens des Verbands der Forschenden Arzneimittelhersteller (VFA) Zweifel an dem Reformvorschlag für die GKV. Das System von Zweifel und Breuer beinhaltet ein organisiertes System der Leistungsanbieter, jedoch keinen Kontrahierungszwang, was zur Ablehnung einiger Versicherter durch beispielsweise Vorerkrankungen führen kann.

Das System basiert auf der Selbststeuerungsfähigkeit und agiert mit einer staatlichen Aufsicht und einem klar definierten Wettbewerbsrahmen. Im Modell von Cassel und Oberdieck soll im Rahmen des GKV-Systems der Demografie-Effekt auf den Beitragssatz ergänzt und somit eine kapitaldeckende Finanzierung gewährleistet werden. Zudem sollen die Einführung eines Demografie-Fonds und ein kasseneinheitlicher Aufschlag auf die Beiträge erfolgen, die angelegt und verzinst werden. Durch das Modell der Vereinten-Krankenversicherung soll das GKV-System von einer Umlagefinanzierung zu einem kapitaldeckenden System umgewandelt werden was stufenweise erfolgen soll. Kopfpauschalen von monatlich ca. 200 Euro sollen erhoben werden, wobei Kinder bis 21 Jahre beitragsfrei versichert werden. Im Modell von Medical Savings Account können reine Versicherungssysteme zu einer ineffizienten Verwendung der Ressourcen führen. Die Versicherten nehmen daher häufig Leistungen in Anspruch, die nicht notwendig wären. Das Kostenbewusstsein der Versicherten würde steigen, wenn die Gesundheitsausgaben aus dem eigenen Einkommen finanziert würden (Henke et al., o. J.).

# 4 Analyse und Diskussion

## 4.1 Kritische Analyse und Betrachtung

Aus der Literaturrecherche geht hervor, dass die GKV eine Einnahmeschwäche aufweist. Durch den demografischen Wandel werden weniger Beiträge eingenommen und mehr medizinische Leistungen benötigt. Die GKV finanziert sich über das Umlageverfahren. Zudem werden durch den Bundeszuschuss Leistungen pauschal an die GKV gezahlt, die aus Steuergeldern finanziert werden. Durch das Kapitaldeckungsverfahren der PKV werden Altersrückstellungen aufgebaut. In der Kritik steht das Gesundheitssystem durch die Finanzierbarkeit der GKV und die PKV. Die privat Versicherten ermöglichen die hochwertige medizinische Versorgung, da sie auch als Steuerzahlende die GKV mitfinanzieren. Ohne die PKV würde es zu Einbußen, Praxisschließungen und weniger medizinisch-technischen Fortschritt in Deutschland kommen. Argumente für eine Bürgerversicherung sind der Abbau der Zwei-Klassen-Medizin und der Solidaritätsgedanke. Ein gleiches Leistungsniveau, eine gleiche Versorgung und die Mitversicherung beispielsweise der Kinder sprechen für die Bürgerversicherung. Es gibt aber auch alternative Konzepte zur Finanzierung der GKV wie die Kopfpauschale. Dabei entrichtet jeder Beitragszahlende den gleichen Krankenkassenbeitrag und die Geringverdiener erhalten staatliche Zuschüsse.

Ein weiterer Entwurf von Knappe und Arnold ist eine Versicherungspflicht und eine Trennung der GKV und PKV sowie eine vollständige Versteuerung des Arbeitgebendenanteils. Ein Kapitaldeckungsverfahren und ein Aufschlag der Beiträge werden im Modell von Cassel und Oberdieck vorgeschlagen. Ein weiteres Modell ist der Medical Saving Account, das auf dem Konzept basiert, das Kostenbewusstsein der Versicherten zu beeinflussen und Gesundheitsausgaben auch aus dem eigenen Einkommen zu finanzieren.

## 4.2 Diskussion

Aufgrund des medizinischen Fortschritts und des steigenden Lebensalters der Bevölkerung bedarf es einer geänderten Finanzierung. Diese kann in Zukunft aufgrund des demografischen Wandels nicht mehr auf dem Umlageverfahren beruhen. Der Bundeszuschuss könnte weiter zur Finanzierung herangezogen werden, um die Gesundheit der Bevölkerung zu sichern. Eine Abschaffung der PKV würde Einbußen, Praxisschließungen und einen geringeren medizinischen Fortschritt mit sich bringen und wäre damit kontraproduktiv. Durch die Mitfinanzierung des GKV-Systems durch die privaten Versicherte, werden die Argumente des Bestehens einer Zwei-Klassen-Medizin und eines mangelnden Solidaritätsgedanken entkräftet. Zudem sind die Beiträge der privat Versicherten meist höher als die der gesetzlich Versicherten. Zusatzversicherungen und einen Selbstbehalt für eine bessere Versorgung könnten gesetzlich Versicherte bei Bedarf in Anspruch nehmen. Die Mitversicherung von Kindern der jetzigen Privatversicherten in der Bürgerversicherung ist ein Vorteil. Auch die Überversorgung von privat Versicherten, das Absenken des Beitrags zu Finanzierung und die Beschaffung von bestimmten Zuzahlungen sind durch die Mehreinnahmen Argumente für die Bürgerversicherung. Alternativen wie die Kopfpauschale sowie stattliche Zuschüsse für Geringverdiener sind für die Bevölkerung der mittleren Schicht, die einen geringen Betrag über eine gewisse Bemessungsgrenze verdienen, ein Nachteil, da sie keinen Zuschuss bekommen. Ein Aufschlag von den Beiträgen der GKV ist ein Nachteil für gering und mittel Verdienende, da es keine zusätzlichen Leistungen dafür gibt. Das Argument für eine Reform ist, dass Versicherte häufiger eine Ärztin oder einen Arzt aufsuchen, was nicht notwendig wäre. Dies kann auch prophylaktisch angesehen und damit Einsparungen als auch Früherkennungen von Erkrankungen erzielt werden, was das Modell Medical Saving Account nicht aufweisen würde.

Das jetzige GKV-System trägt bzw. bezuschusst beispielsweise die Krebsfrüher-kennungs- oder Zahnvorsorge-Untersuchungen. Wenn Versicherte diese selbst finanzieren müssten, um ihr Kostenbewusstsein der Gesundheitsausgaben zu erhöhen, würden sie auch seltener ärztliches Fachpersonal aufsuchen. Das wiederum könnte negative gesundheitliche Folgen haben.

# 5    Fazit

In der vorliegenden Hausarbeit sollte die Frage beantwortet werden, welche Zukunft das duale Krankenversicherungssystem hat, ob es eine Gesundheitsreform geben sollte oder ob die aktuelle Finanzierung auch in Zukunft tragbar ist.

In der literaturbasierten Untersuchung wurde gezeigt, dass das duale Kranken-versicherungssystem und dessen Finanzierung nicht tragbar sind. Gründe sind beispielsweise das Umlageverfahren, die hohen Kosten und der demografische Wandel. Eine Abschaffung der PKV sollte aufgrund der Nachteile wie die gerin-gere medizinische Versorgung, finanzieller Einbußen und der Mitfinanzierung des GKV-Systems nicht erfolgen. Die Bürgerversicherung sollte nicht eingeführt werden, weil die Nachteile, wie die Finanzierung durch den demografischen Wandel, gegenüber den Vorteilen, wie ein gleiches Leistungsniveau überwiegen.

Eine Gesundheitsreform muss erarbeitet werden, um die Kosten des Gesund-heitssystems auch in Zukunft finanzieren zu können. Die Alternativen wie die Kopfpauschale oder Modelle wie Medical Saving Account wurden als Entwurf dargeboten und sind nach der Untersuchung nicht geeignet für das zukünftige Gesundheitssystem in Deutschland.

In dieser Arbeit konnten nicht alle neuen Modelle im Detail untersucht werden, da dies den Umfang der Arbeit überschritten hätte. Daher wären auch noch an-dere alternative Modelle möglich, um das Gesundheitssystem zu reformieren.

Fragen für zukünftige Forschungen wären, ob alle Bundesbürger privat versichert werden sollten. Um eine langfristige Lösung für die Finanzierung des Gesund-heitssystem zu finden, könnten neue Entwürfe erarbeitet oder Kombinationen aus bestehenden Modellen erdacht werden. Die Forschung könnte auch Gering- oder Mittelverdiener betrachten und einen Entwurf nach deren Einkommen erar-beiten.

# I     Literaturverzeichnis

Baumann, E. & Weidmann, J. (2003). *Finanzierungsprobleme in der GKV. Folge eines veränderten Erwerbsverhaltens?* Verfügbar unter: https://www.wirtschaftsdienst.eu/pdf-download/jahr/2003/heft/3/beitrag/finanzierungsprobleme-in-der-gkv-folge-eines-veraenderten-erwerbsverhaltens.html (04.06.2021).

Bundesärztekammer. (2013). *Anforderungen zur Weiterentwicklung des dualen Krankenversicherungssystems in Deutschland.* Verfügbar unter: https://www.bundesaerztekammer.de/fileadmin/user_upload/downloads/pdf- Ordner/Politik/Krankenversicherungssystem_DAET_2013.pdf (03.06.2021).

Bundesministerium für Gesundheit. (2019). *Finanzierungsgrundlagen der gesetzlichen Krankenversicherung.* Verfügbar unter: https://www.bundesgesundheitsministerium.de/finanzierung-gkv.html (01.06.2021).

Bundesministerium für Gesundheit. (2021). *Private Krankenversicherung.* Verfügbar unter: https://www.bundesgesundheitsministerium.de/private-krankenversicherung.html (01.06.2021).

Claussen, L. (2011). *Was ist die Bürgerversicherung?* Verfügbar unter: https://www.transparent-beraten.de/private-krankenversicherung/buergerversicherung/ (09.06.2021).

Deutscher Bundestag. (2018a). *Argumente für und gegen eine Bürgerversicherung.* Verfügbar unter: https://www.bundestag.de/resource/blob/543314/9718c94eab41a8406e645cd6d5457caf/WD-9-058-17-pdf-data.pdf (03.06.2021).

Deutscher Bundestag. (2018b). *Fälle anteiliger Finanzierung von Maßnahmen und Einrichtungen durch die Gesetzliche und die private Krankenversicherung.* Verfügbar unter: https://www.bundestag.de/resource/blob/634372/680e567d43b3794c669c1735cd3a818c/WD-9-097-18-pdf-data.pdf (23.05.2021).

Deutsches Ärzteblatt. (2012). Anforderungen an eine Krankenversicherung in der Zukunft. *Deutsches Ärzteblatt, 109*(22–23), 1172–1173. Verfügbar unter: https://cdn.aerzteblatt.de/pdf/109/22/a1172.pdf (23.05.2021).

Drabinski, T. (2018). *Diskussion um die Krankenversicherung. Wie könnte ein effizientes und solidarisches Gesundheitssystem funktionieren?* Verfügbar unter: https://www.ifo.de/DocDL/sd-2018-05-drabinski-etal-buergerversicherung-2018-03-08.pdf (03.06.2021).

GKV Spitzenverband. (2018). *Faktenblatt. Finanzierung der GKV-Basisinfos.* Verfügbar unter: https://www.gkv-spitzenverband.de/media/dokumente/krankenversicherung_1/grundprinzipien_1/finanzierung/Faktenblatt_Finanzierung_der_GKV-Basisinfo_2018-01-01.pdf (23.05.2021).

Grabka, M. (2004). *Alternative Finanzierungmodelle einer sozialen Krankenversicherung in Deutschland. Methodische Grundlagen und exemplarische Durchführung einer Mikrosimulationsstudie.* Verfügbar unter: https://depositonce.tu- berlin.de/bitstream/11303/1184/1/Dokument_44.pdf (03.06.2021).

Hallwachs, J. (2014). *Wie finanziert sich eine private Krankenversicherung?* Verfügbar unter: https://www.gesuendernet.de/specials/item/967-wie-finanziert-sich-eine-private-krankenversicherung.html (23.05.2021).

Henke, K.-D., Borchardt, K., Schreyögg, J. & Farhauer, O. (o. J.). *Eine ökonomische Analyse unterschiedlicher Finanzierungsmodelle der Krankenversorgung in Deutschland.* Verfügbar unter: https://www.dbwm.tu-berlin.de/fileadmin/f8/wiwidok/diskussionspapiere_wiwidok/dp04-03.pdf (03.06.2021).

Jacobs, K. & Schulze, S. (2004). *Systemwettbewerb zwischen gesetzlicher und privater Krankenversicherung. Idealbild oder Schimäre?* Verfügbar unter: https://www.wido.de/fileadmin/Dateien/Dokumente/Publikationen_Produkte/GGW/wido_ggw_0104_jacobs_schulze.pdf (03.06.2021).

Krusenbaum, C. (2017). *Das deutsche Krankenversicherungssystem auf dem Prüfstand. Ist die Bürgerversicherung die ultimative Alternative?* Verfügbar unter: https://www.wiso.uni-hamburg.de/fachbereich-sozoek/professuren/nowrot/archiv/heft-13-krusenbaum-krankenversicherungssystem.pdf (03.06.2021).

Oberender, P. et al. (2013). *Reform des Gesundheitssystems. Kommt die Einheitskasse?* Verfügbar unter: https://www.econstor.eu/bitstream/10419/165327/1/ifosd-v66-2013-i19-p03-15.pdf (03.06.2021).

Penske, M. (2006). *Finanzierung der Gesetzlichen Krankenversicherung-Probleme und Reformoptionen.* Verfügbar unter: http://hdl.handle.net/10419/182827 (23.05.2021).

Quente, S. (o. J.). *Das Deutsche Gesundheitssystem: Wo kommt es her? Wo will es hin?* Verfügbar unter: https://www.ottonova.de/pkv-erklaert/wissen/gesundheitssystem-deutschland (09.06.2021).

# II  Abbildungsverzeichnis

# III  Abkürzungsverzeichnis

| | |
|---|---|
| GG | Grundgesetz |
| GKV | Gesetzliche Krankenversicherung |
| PKV | Private Krankenversicherung |
| SGB V | Fünftes Sozialgesetzbuch |
| DKV | Deutsche Krankenversicherung |
| VFA | Verband der Forschenden Arzneimittelhersteller |

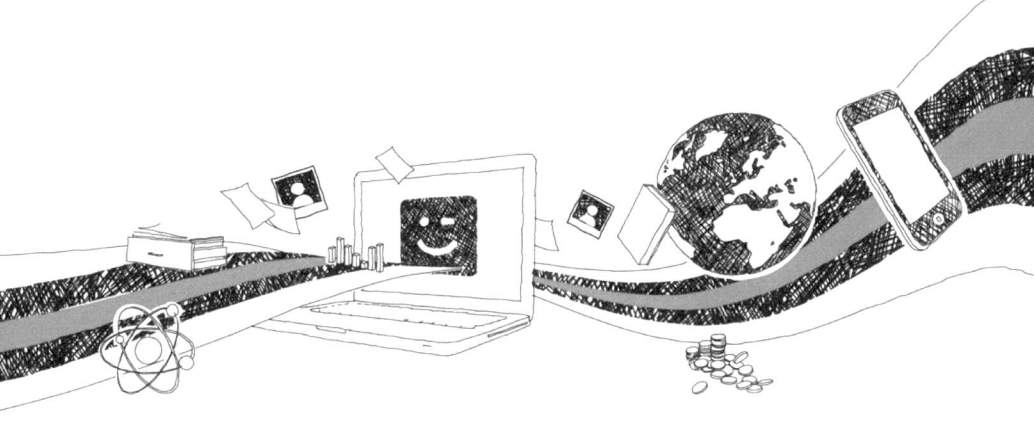
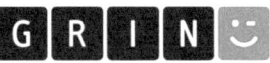